© der Ausgabe:
Albert van Newton und STECKANDOSE, London, UK, 2020
1. Auflage 2020

Text und Gestaltung (inkl. Umschlag): Dörthe Müller
Korrektur und Lektorat: S. Perlikowski

steckandose.com

ISBN-9798680538692
Independently published

Haftungsausschluss
Die Inhalte dieses Buches/e-books sind frei erfunden und entsprechen nicht der Realität.
Die Benutzung dieses Buches/e-books und die Umsetzung der darin enthaltenen Informationen erfolgt ausdrücklich auf eigenes Risiko. Der Verlag und auch der Autor können für etwaige Unfälle und Schäden jeder Art, die sich ergeben (z. B. aufgrund fehlender Sicherheitshinweise), aus keinem Rechtsgrund eine Haftung übernehmen. Haftungsansprüche gegen den Verlag und den Autor für Schäden materieller oder ideeller Art, die durch die Nutzung oder Nichtnutzung der Informationen bzw. durch die Nutzung fehlerhafter und/oder unvollständiger Informationen verursacht wurden, sind grundsätzlich ausgeschlossen. Rechts- und Schadenersatzansprüche sind daher ausgeschlossen. Das Werk inklusive aller Inhalte wurde unter größter Sorgfalt erarbeitet. Der Verlag und der Autor übernimmt jedoch keine Gewähr für die Aktualität, Korrektheit, Vollständigkeit und Qualität der bereitgestellten Informationen. Druckfehler und Falschinformationen können nicht vollständig ausgeschlossen werden. Der Verlag und auch der Autor übernehmen keine Haftung für die Aktualität, Richtigkeit und Vollständigkeit der Inhalte des Buches/e-books, ebenso nicht für Druckfehler. Es kann keine juristische Verantwortung sowie Haftung in irgendeiner Form für fehlerhafte Angaben und daraus entstandenen Folgen vom Verlag bzw. Autor übernommen werden.

FUCK CORONA

Entspannen und glücklich sein in verrückten Zeiten

Albert van Newton

FUCK Corona - das Thema Corona kann man nun wirklich nicht permanent ertragen. Muss man auch nicht.

Nimm Dir eine kreative Auszeit. Jetzt geht es um Dich. Den Kopf und das Sorgen-Karussell ausschalten, auf positive Gedanken kommen, sorgenfrei und glücklich in die Zukunft schauen können.

Es gibt kein richtig, es gibt kein falsch, jetzt gib es nur Dich und Dein Buch. Entspann Dich, sei positiv überrascht und genieße diese wundervolle Zeit. Viel Spaß!

Schreibe Deinen Namen in allerschönster Grundschul-Schreibschrift über die gesamte Seite. Immer und immer wieder.

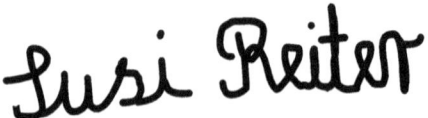

ich schreibe

Schreibe einen ganzen Satz in Deiner allerschönsten Grundschul-Schreibschrift auf diese Seite und male bei jedem „i" einen Kreis oder ein Herz über den Buchstaben.

Strichmännchen machen gute Laune. Zeichne mindestens so viele Strichmännchen und Strichfrauchen wie Du Tassen im Schrank hast.

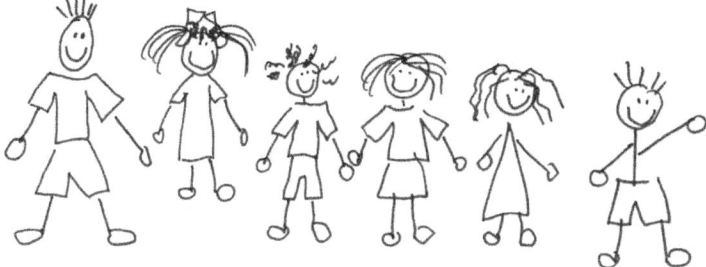

**Auf andere Gedanken kommen!
Was fällt Dir ein zu…**

Zeichne das Wort in „Ballon Buchstaben" und schreibe an den jeweiligen Buchstaben DEINE persönlichen Assoziationen.

Hier ein BEISPIEL „FREI":

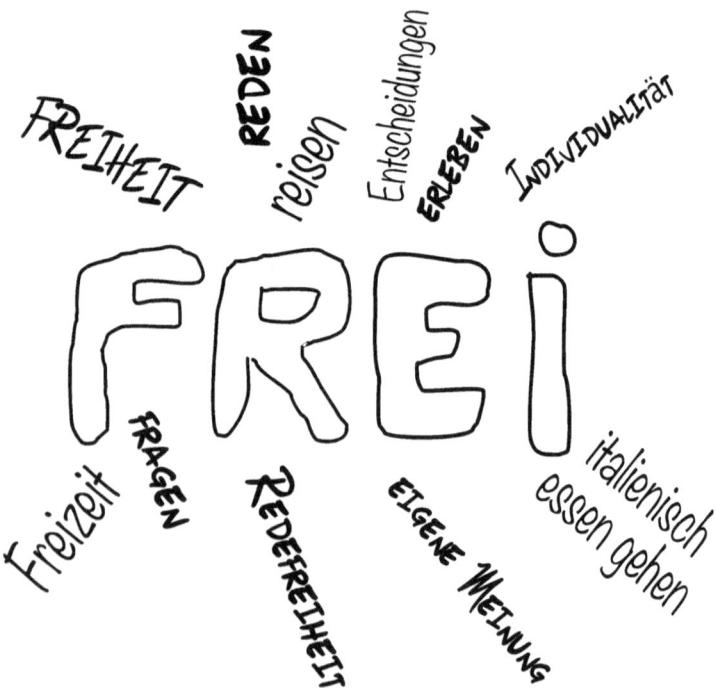

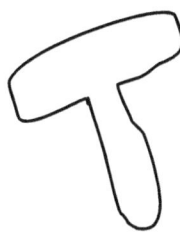

Beginne mit „TAG" - was fällt Dir zu den jeweiligen Buchstaben zu dem Wort ein?

Beginne mit „URLAUB" - was fällt Dir zu den jeweiligen Buchstaben bei diesem Wort ein? Lass Deinen Gedanken freien Lauf.

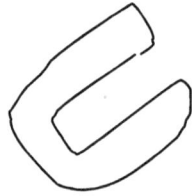

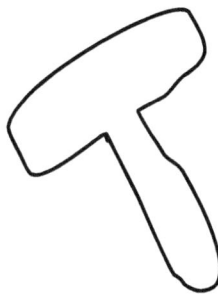

Beginne mit „TV" - was fällt Dir zu den jeweiligen Buchstaben zu dem Wort ein?

Und was kommt Dir zu „WOCHENENDE" alles in den Sinn? Nutze beide Seiten und beginne mit den „Ballon Buchstaben". Viel Spaß!

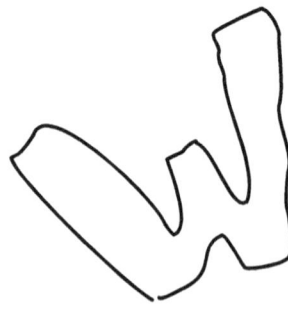

Entspann Dich, denk einfach mal nicht nach und fülle diese Seiten mit kleinen und großen Kreisen aus.

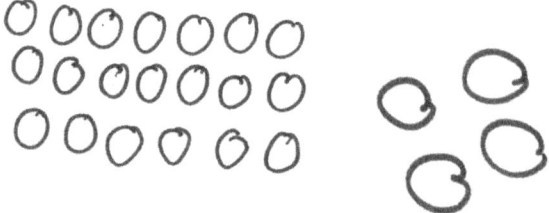

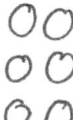

Wenn Du magst, kannst Du einige oder viele oder auch alle Ausmalen. Nicht nachdenken!

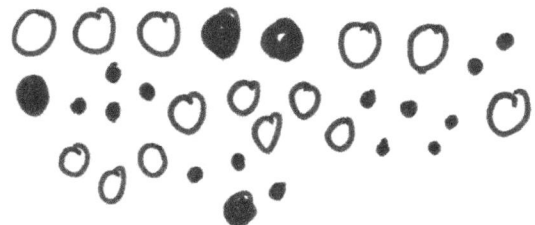

Male EINE Linie über beide Seiten. Sie kann sich drehen und winden, doch soll sie nicht abbrechen.

START

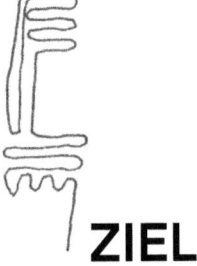

DAUMEN hoch! Die ganze Hand auf die Seite legen und mit einem Stift umfahren. Linke Hand, rechte Hand. DAUMEN hoch!

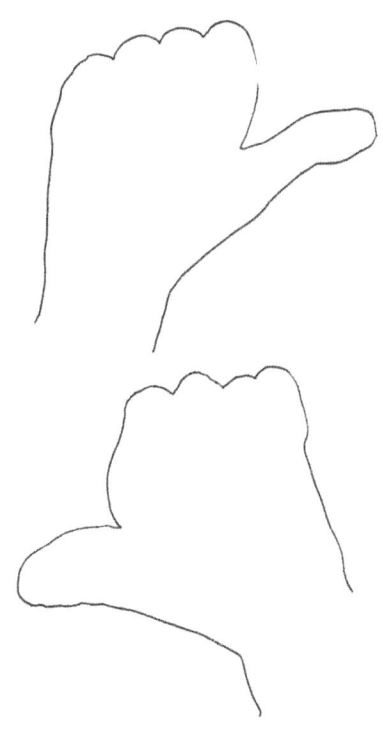

TELLER 13

BUCHSTABENSUPPE - schreibe Suppengrün und weitere Wörter - so viel Du magst -, die Dir zu Suppe einfallen in Buchstabensuppen-Schrift. Lass es Dir schmecken!

Lass Wolken über diese Seiten ziehen. Manche regnen, hinter anderen scheint vielleicht die Sonne. Es kann auch gewittern, lass es mit Blitzen ordentlich krachen. Oder erscheint ein Regenbogen?

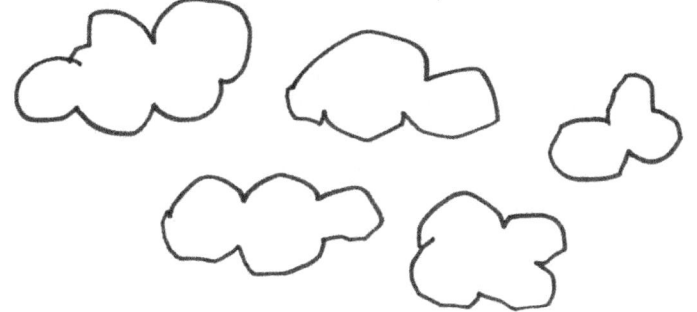

Summ ein Lied und schreib das Summen auf. Wenn Du Noten kannst, dann gehen auch Noten. Summ, summ, summ...

hm hm hm hmhm hm
hmhmhm hm hmhm hmm
hm hm hmhm hmm hm
hmmm hmm

Summ ein weiteres Lied und schreib auch dieses Summen auf.

Du hast sicherlich zwei Hände. Schreib und male auf dieser Seite mit Deiner linken Hand. Du kannst zum Beispiel Blumen, Herzen oder Strichmännchen malen. Schreibe Namen von Freunden und Bekannten oder Städte, Länder oder Berufe, die Dir spontan einfallen mit LINKS auf.

linke Hand

rechte Hand

Und auf dieser Seite nutze hier Deine RECHTE Hand.

Kannst Du Unterschiede wahrnehmen - linke Seite, rechte Seite?

**Und nun gaaaaanz laaaangsam:
Schnecken und Kringel zeichnen.
Kringel Dich.**

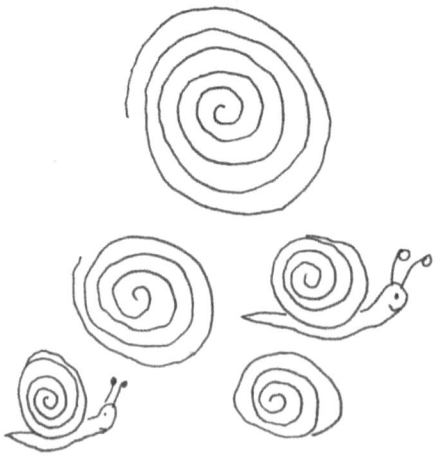

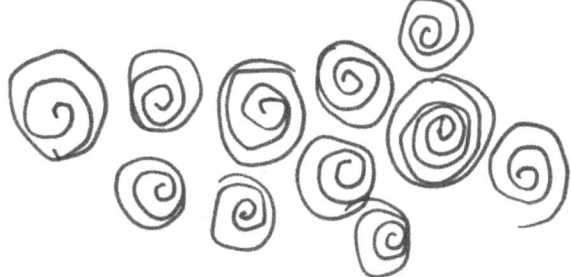

Hier ist noch mehr Platz zum Kringeln.

Jetzt aber mal 5 gerade sein lassen. Zeichne gerade Linien über die gesamten Seiten - auch über den Rand hinaus.

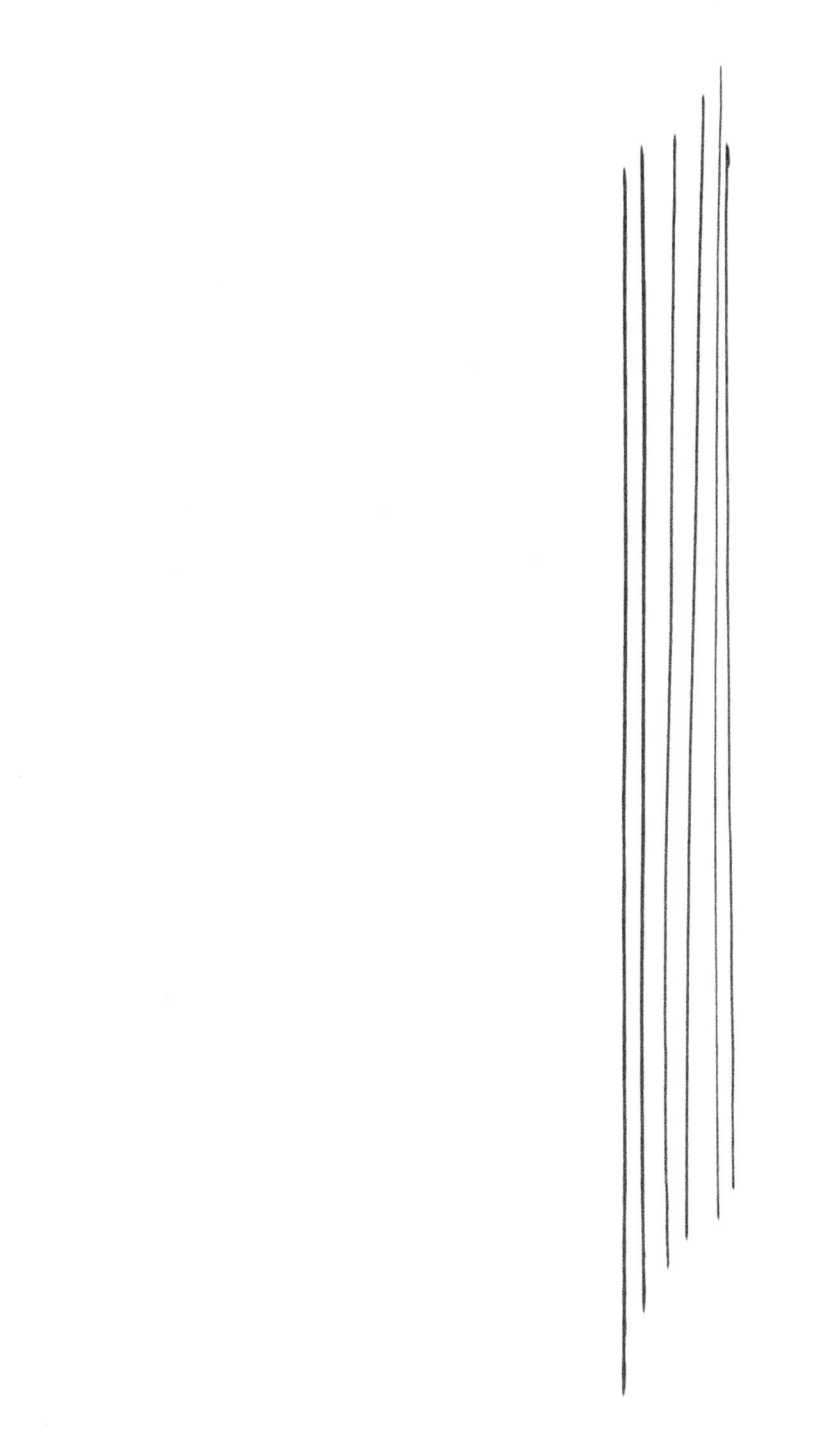

DEIN BUCH hat noch keine Seitenzahlen. Vergib Seitenzahlen in einer Ecke Deiner Wahl - Du kannst auch die Ecken, oben, unten, links, rechts wechseln.

Du kannst mit einer beliebigen Zahl starten - vielleicht 7.354 oder mit MINUS 3 - warum auch nicht. Es ist DEIN Buch.

Zeichne auf dieser Seite Pfeile in alle Richtungen.

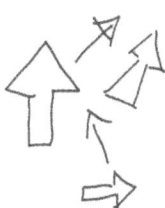

Schreibe auf diese Seite den folgenden Satz: Ich bin genial.

Die Seite mit diesem Satz komplett füllen. Also: Ich bin genial. Ich bin genial. Ich bin genial. - Fülle die Seite!

Schreibe auf diese Seite nun den folgenden Satz: Ich bin echt genial. Die Seite ebenfalls mit diesem Satz füllen. Also: Ich bin echt genial. Ich bin echt genial. Ich bin echt genial.

Werde Sammler. Klebe alle Aufkleber, Sticker, die Du auf Obst und Gemüse findest auf diese beiden Seiten - sie haben nichts auf den Lebensmitteln zu suchen. Klebe bis zum Rand und auch über das Bild.

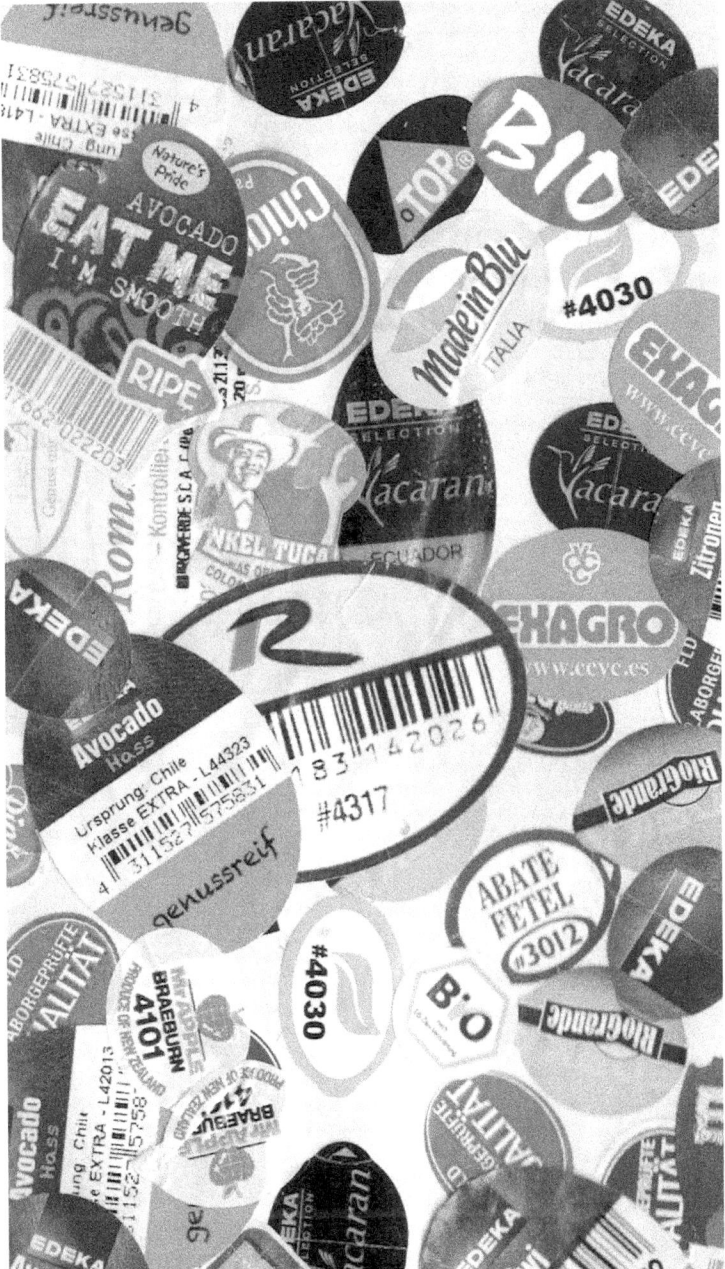

Fülle diese Seiten mit kleinen und großen und mittelgroßen Quadraten aus. An was denkst Du dabei - Bauklötze, Schokolade, Schach?

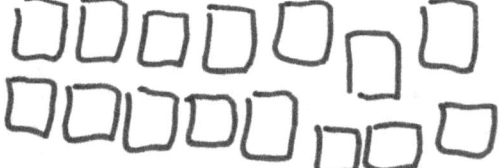

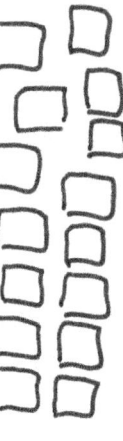

Das ist das Haus vom Nikolaus... Fülle die Seiten mit „Nikolaus Häusern" aus.

Zur Erinnerung - so geht's:

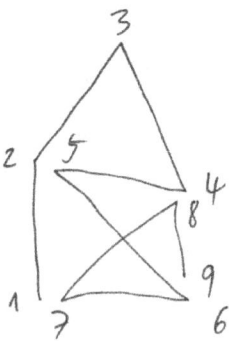

**Schreibe das ABC rückwärts auf...
Los geht es!**

Z Y X ... M ... D ...

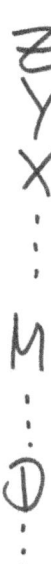

Und jetzt noch mal von oben nach unten. Aber auf keinen Fall links nachgucken.

Wie wäre es jetzt mit ein paar Gedanken zu Themen, die Du kennst, über die Du jedoch schon lange nicht mehr nachgedacht hast. Kleiner Gedanken-Urlaub zu verschiedenen Inseln. Du kannst alle Inseln besuchen oder Dir ein oder mehrere aussuchen, heute, morgen, vielleicht erst nächste Woche oder später. Wann immer Du Gedanken-Urlaub benötigst...

Insel „Tiere"

Welche Tiere fallen Dir ein?

A meisenbär
B
C hamäleon
D
E
F
G
H
I
J
K
L ama
M
N
O
P
Q ualle
R
S
T
U
V
W
X
Y ak
Z

Insel „Berufe"

Welche Berufe fallen Dir ein?

A
B
C
D
E
F
G ärtner
H
I
J
K
L
M aler
N
O
P
Q
R
S
T
U
V
W
X ylophon Spieler
Y
Z ahnarzt

Insel „Getränke"	Insel „Farben"
Welche Getränke fallen Dir ein?	Welche Farben fallen Dir ein?

A
B uttermilch
C
D
E
F
G
H
I
J
K
L
M ilch
N
O raangensaft
P
Q
R
S
T ee
U
V
W
X
Y
Z

A pfelgrün
B
C
D
E
F
G rau
H
I
J
K
L
M
N
O
P
Q
R ot
S
T
U
V iolett
W
X
Y
Z

Insel „Körper"

Was fällt Dir zu Körper ein?

Insel „_____"

DEINE ganz private INSEL

A
B
C
D ünndarm
E
F
G
H
I
J
K nie
L
M
N
O hren
P
Q
R
S
T
U
V
W ade
X
Y
Z

A
B
C
D
E
F
G
H
I
J
K
L
M
N
O
P
Q
R
S
T
U
V
W
X
Y
Z

Mache mit Farbe, Kaffee oder Rotwein ein paar Kleckse auf die Seiten und male ihnen dann Augen, Zähne oder was Dir sonst noch einfällt. Vielleicht entstehen kleine Klecks-Monster.

Schreibe die Zahlen 1-100 rückwärts auf die Seite. Also beginne mit 100.

100 99 98 ... 11 ... 3 ...

100
99
98
97
⋮
11
10
⋮
2
⋮

Und jetzt noch einmal von oben nach unten. 100... 99... 98... 97... 96...

Sommerwiese, Blumenmeer... Lass die Seiten zu einer blühendem Farbenpracht wachsen. Vielleicht hast Du auch Buntstifte. Lass es blühen.

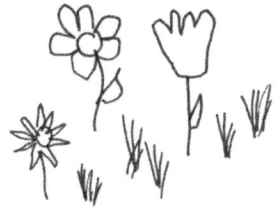

Welche Gesichtsausdrücke hast Du heute schon gemacht oder hast sie bei anderen gesehen. Zeichne sie und schmunzle ruhig dabei.

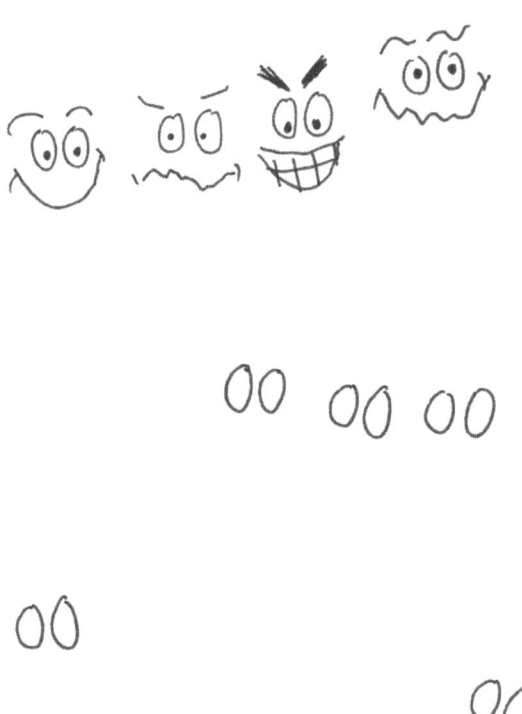

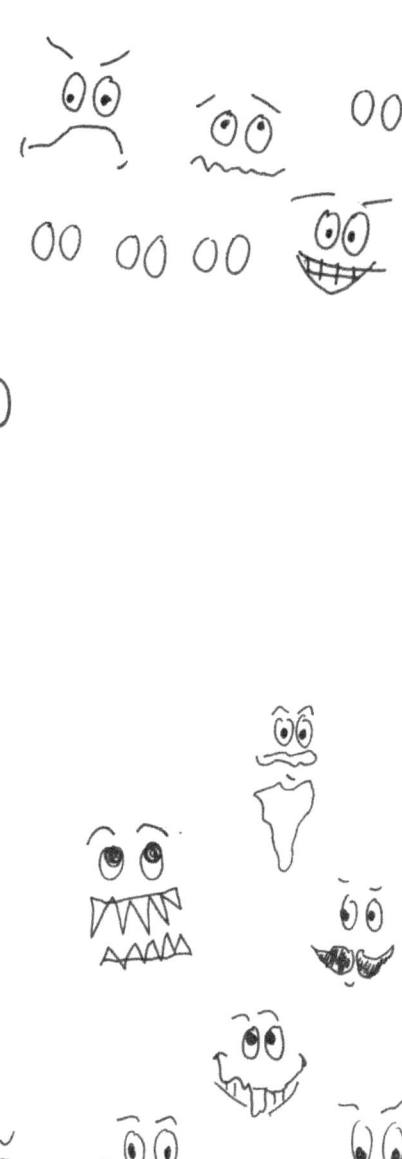

𝍷𝍷𝍷𝍷𝍷 𝍷𝍷𝍷𝍷𝍷 𝍷𝍷𝍷𝍷𝍷 𝍷𝍷𝍷𝍷𝍷 𝍷𝍷𝍷𝍷𝍷 𝍷𝍷𝍷𝍷𝍷
𝍷𝍷𝍷𝍷𝍷 𝍷𝍷𝍷𝍷𝍷 𝍷𝍷𝍷𝍷𝍷 𝍷𝍷𝍷𝍷𝍷 𝍷𝍷𝍷𝍷𝍷 𝍷𝍷𝍷𝍷𝍷
𝍷𝍷𝍷𝍷𝍷 𝍷𝍷𝍷𝍷𝍷 𝍷𝍷𝍷𝍷𝍷 𝍷𝍷𝍷𝍷𝍷 𝍷𝍷𝍷𝍷𝍷

𝍷𝍷𝍷𝍷𝍷 𝍷𝍷𝍷𝍷𝍷 𝍷𝍷𝍷𝍷𝍷 𝍷𝍷𝍷𝍷𝍷 𝍷𝍷𝍷𝍷𝍷

̷H̷H̷ ̷H̷H̷ ̷H̷H̷ ̷H̷H̷ ̷H̷H̷

Wieviele Striche passen auf diese Seiten? Teste es aus und schreibe die Zahl anschließend groß auf diese Seite.

Zeichne viele verschiedene Wollknäuel und lass die Fäden über die Seiten tanzen. Wenn Du möchtest, kannst Du verschiedene Farben nehmen.

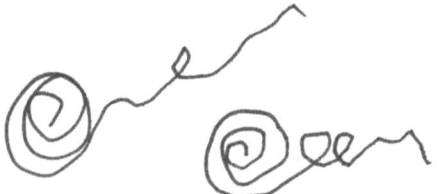

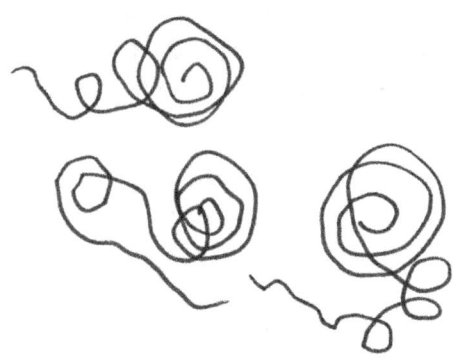

Nimm in jede Hand einen Stift und lass dann die beiden Stifte parallel ein Rennen fahren. Der linke Stift fährt links, der rechte auf der rechten Straßenseite. Gib Gas!

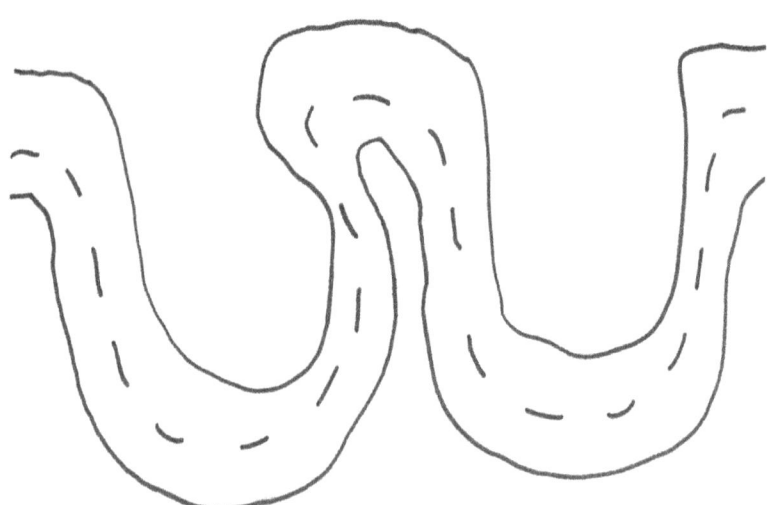

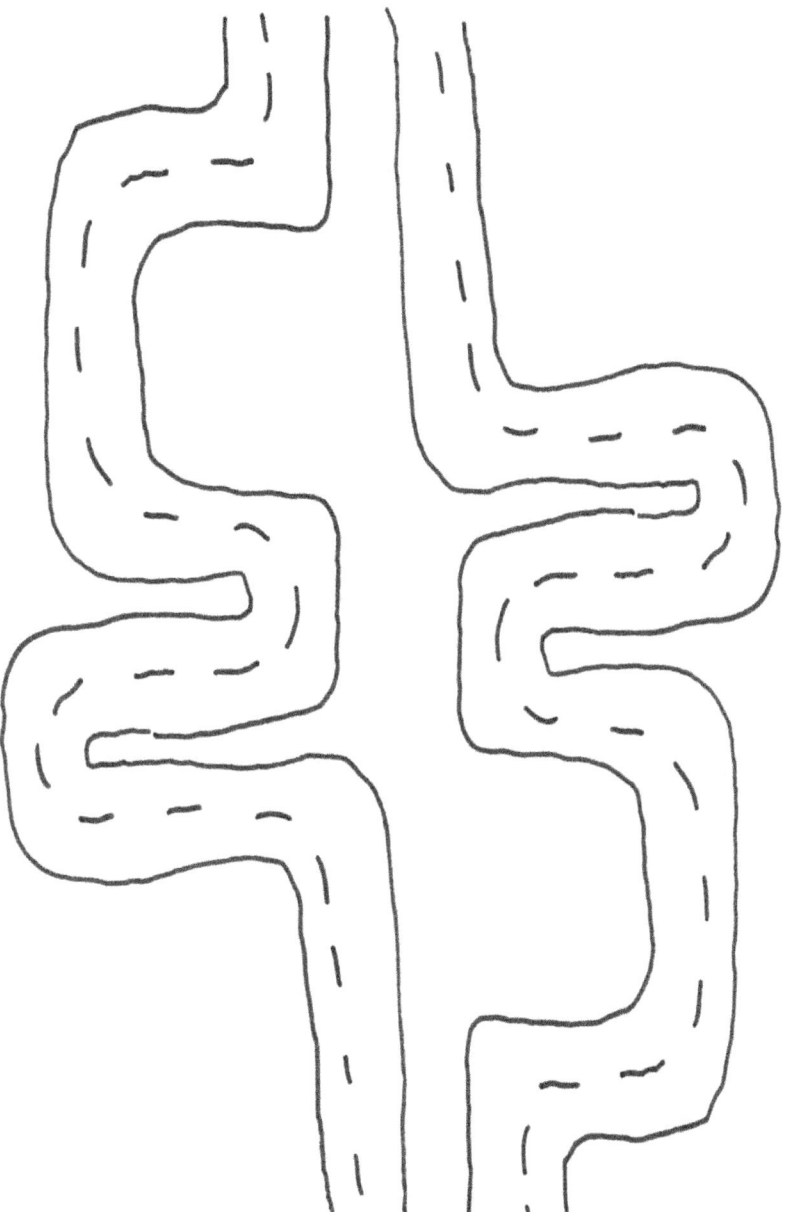

ZICKZACK - zeichne auf dieser Seite Zickzacklinien.

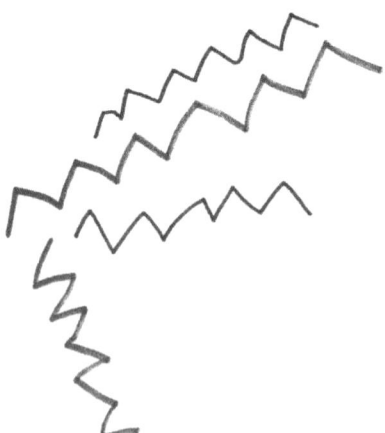

JETZT erst einmal ein paar Papierkügelchen bauen... Papier abreißen, zusammenknüllen und dann durch die Gegend schießen.

Klebe auf diese Seiten Dinge ein, die DU auf der Straße gefunden hast: Busticket, Münze, Gummiband, Blätter....

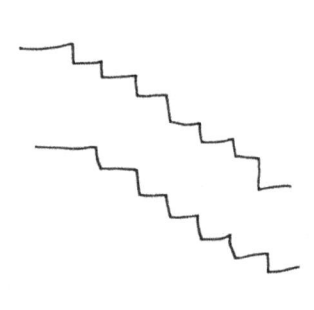

**Es geht immer treppab, treppauf -
zeichne Treppenstufen rauf und runter.**

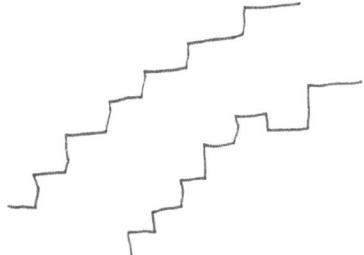

Voodoo

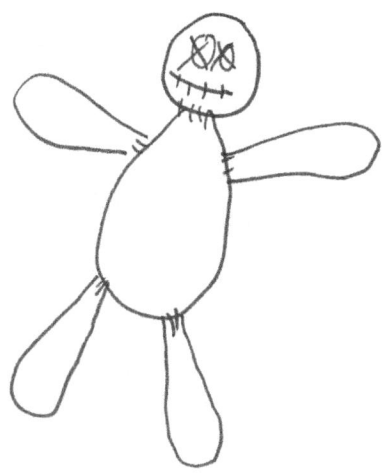

Belege eine Person DEINER Wahl mit einem kräftigen Voodoo Zauber. Verwende alle Nadeln und zeichne sie ein.

Wenn Du nach links schaust, was siehst Du dann? Schreibe von allen Dingen, die Du siehst, den Anfangsbuchstaben auf diese Seite.

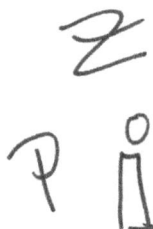

… und, wenn Du nach rechts schaust - was siehst Du auf der rechten Seite?

Diese Seite komplett mit Herzen versehen. Große und kleine. Wenn Du magst, kannst Du sie bunt ausmalen. Denke dabei doch mal nur an wirklich schöne Dinge...

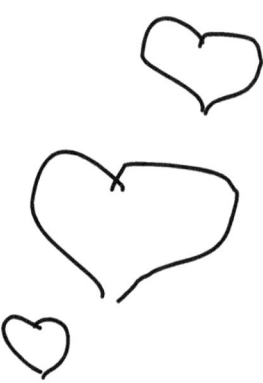

Diese Seite mit Sternen versehen...
Vielleicht zeichnest Du auch die
Milchstraße, den „großen Bären"
oder ganz neue eigene Sternbilder.

Zeichne Deine persönliche Mona Lisa. Der Rahmen rechts wartet schon auf Dein Bild. Eventuell dauert dies nur 2 Minuten oder vielleicht möchtest Du Dir auch mehr Zeit hierfür nehmen. Trau Dich.

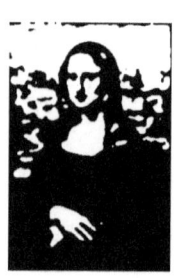

Schreibe Dir selbst eine Postkarte oder einen kleinen Brief und dann mit der Post versenden.

Freue Dich in ein paar Tagen, wenn Du Post bekommst. Nur so zum Spaß... Für Deinen Spaß. Nicht zweifeln, machen! Jetzt!

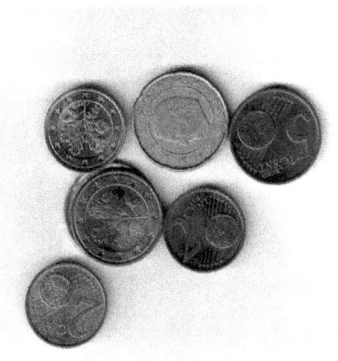

Verliere ganz bewußt ein paar Cent auf der Straße oder im Bus. Jemand wird diese finden und sich wie ein kleines Kind darüber freuen. Mal hier, mal da.

Lustige T-Shirts und weitere Produkte findest Du auf: www.spreadshirt.de/shop/user/**steckandose-de**/

- Diäten machen schlank QUATSCH
- keep calm and be sexy Spruch

- Ich bin echr genial
- heute kein Foto für Dich Shooting Spruch
- Puppe deluxe
- 100% silikonfrei alles Natur ohne Silikon
- Ich bin komplex nicht komplziert

… und viele mehr.

Hier so   stehen

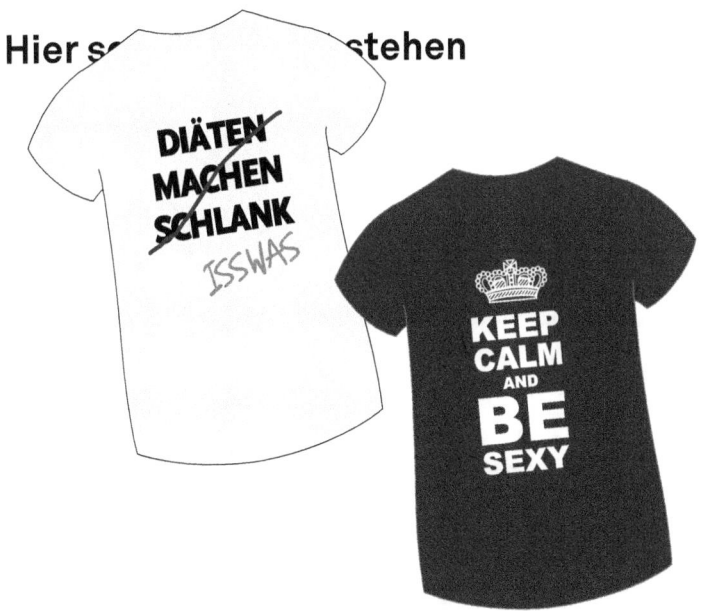

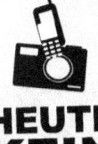

Mit LOVE durch LONDON
Ein Insider Reiseführer
Ausgabe 2020/2021

Love Piepenbrinck

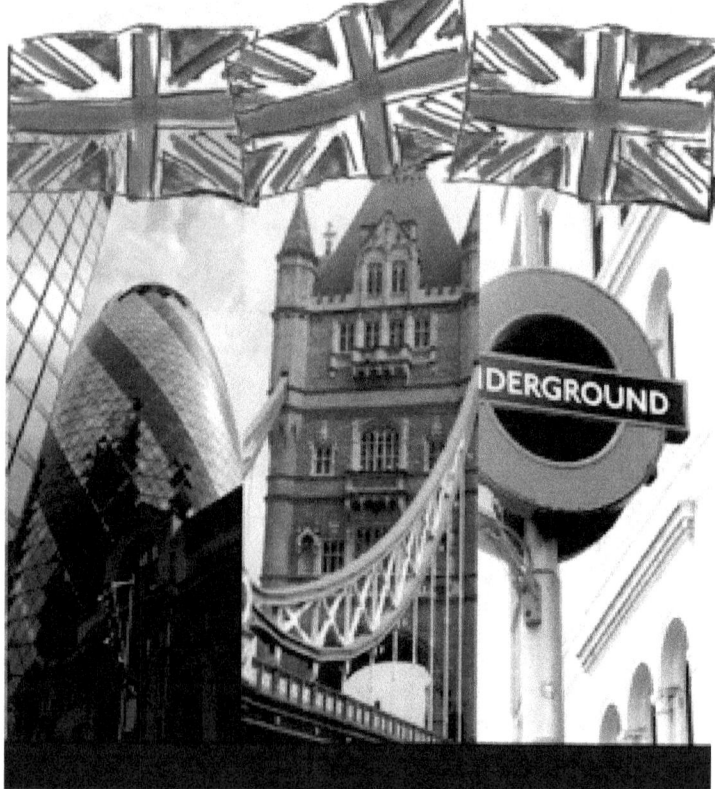

London – Eine der Hauptstädte in Europa, die jährlich Millionen Menschen anziehen. Eine Stadt voller Sehenswürdigkeiten und Attraktionen, voller Geschichte und Geschichten. Das weiß auch die bucklige Verwandtschaft von Love Piepenbrinck, die sich regelmäßig in ihrem Haus einquartiert und es als Basis für Besuche Londons nutzt. Um nicht jedes Mal den Reiseführer zu geben, entschloss sich Love, einen ganz speziellen Reiseführer für ihre Verwandtschaft zu schreiben." Ich mache einfach mal einen kleinen, ganz speziellen London Reiseführer und zeige meine Lieblingsecken, darüber hinaus ein paar Orte, die man wirklich gesehen haben sollte. Weil die bucklige Verwandtschaft bei mir aber immer nur für drei oder vier Tage in London bei aufschlägt, musste ich nicht jede Kleinigkeit aufführen. Das wäre ja auch noch schöner. Dann könnten die gleich einen ganz dicken Reiseführer kaufen und all die beschriebenen Wege ablaufen. Aber da wären sie abends platt wie `ne Flunder, könnten nicht mehr Piep sagen und würden außerdem nicht die interessanten Geschichten kennen, die ich zu erzählen habe!" Love lebt seit mehr als zehn Jahren in der britischen Hauptstadt, kennt die Orte, die Menschen und die Geschichten. Mit ihr als Insider erlebt man London anders, als auf einem Standard-Touri-Programm. Sie führt in Ecken der Stadt und erzählt Geschichten, die unbekannt sind. Vier Tage mit Love durch London zeigen Bekanntes, wenig Bekanntes und geben Raum, auch völlig neue Seiten der Stadt allein, zu zweit oder mit der Familie zu entdecken. Freuen Sie sich darauf, mit Love gemeinsam diese spannende und interessante europäische Hauptstadt zu erforschen. Es wird garantiert nicht langweilig. Die aktualisierte und erweiterte Neuauflage hat noch mehr London, mehr Bilder, mehr Geschichten und eine neue Tour. Love war dafür wieder intensiv in der Stadt unterwegs und bringt auch diesmal wieder alles in ihrer gewohnten Erzählweise.

MIT LOVE AUF REISEN

Mit dem
Champagner-Schach-Express
nach **KRAKAU**

Love Piepenbrinck

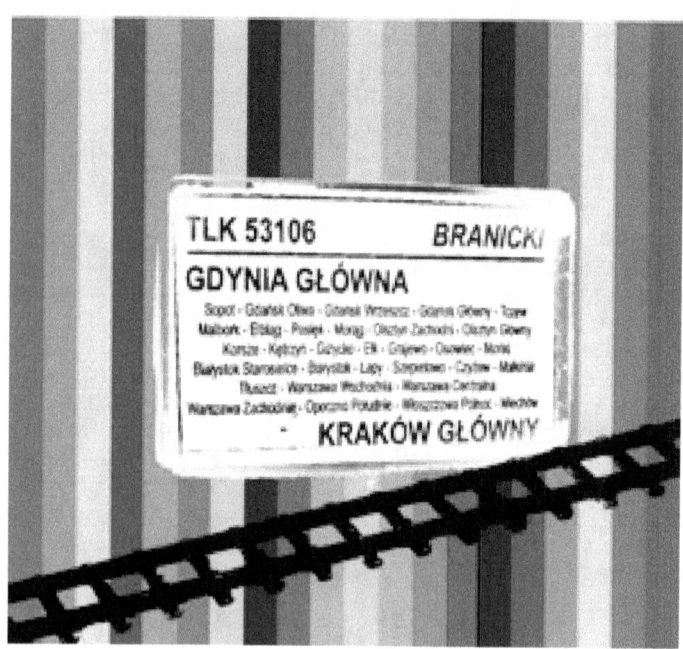

Mehr von Love Piepenbrinck

Zugfahren ist ein wenig aus der Mode gekommen. Love Piepenbrinck ist begeistert davon, langsam zu reisen. So wundert es nicht, dass sie sich auf den Weg machte, um Krakau, die heimliche polnische Hauptstadt zu entdecken. Mit dem Zug.

Wer mit Love unterwegs ist, der weiß, dass es auf solch einer Reise immer etwas zu erleben gibt. Denn Love erzählt eine Menge über Geschichte und Geschichten, die man sonst nur selten findet. Ein modernes Abenteuer auf der Schiene, von Hamburg über Berlin und Warschau nach Krakau. Eine Entdeckungsreise in der alten, wundervollen Stadt im Süden Polens.

Vom Rezept für eine leckere Weihnachtsgans über zwei verrückte Amerikaner auf Europatour, einen Trompeter, den mitten im Spiel ein Tartarenpfeil niederstreckte bis hin zu leckerer polnischer Hausmannskost und alter Schnitzkunst in Kirchen baut Love den ganz großen Bogen in ihrem Buch. Man kann das Buch einfach „nur so" lesen, man sollte es dabeihaben, wenn man nach Krakau fährt.

Love Piepenbrinck:
Mit Love auf Reisen: Mit dem Champagner-Schach-Express nach Krakau

Erhältlich auf Amazon als Taschenbuch und e-book

LIWA – die Perle der Wüste
Abu Dhabi Geheimtipp

Sven Thiele

ليوا

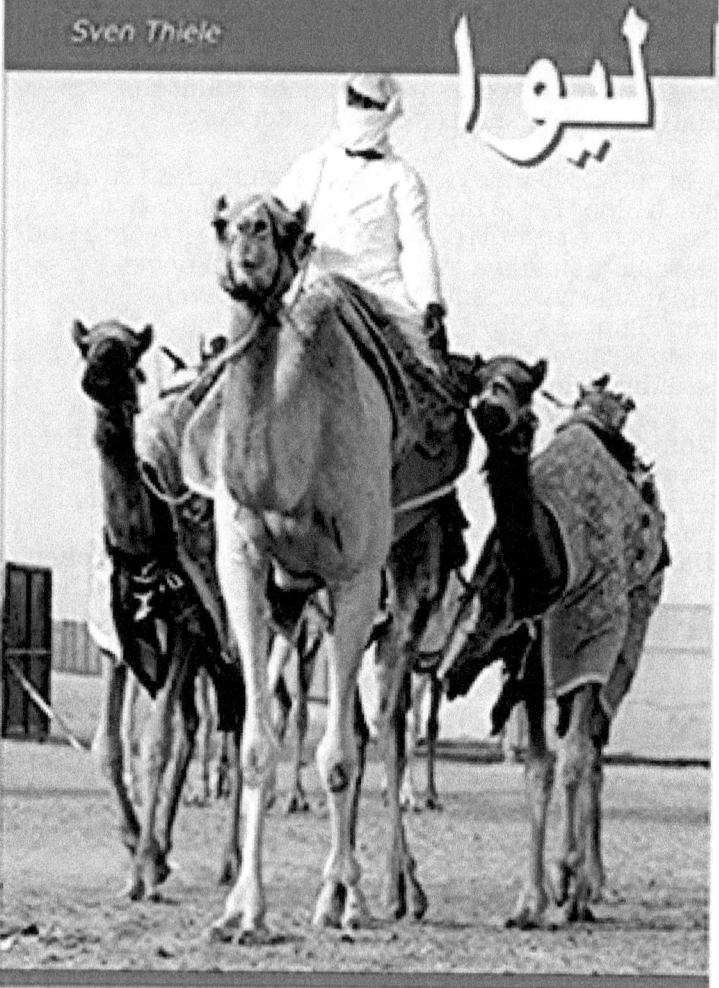

Unsere Empfehlung zum Thema Reisen

Endlose Weite und gelber Sand in allen
Schattierungen bis zum blauen Horizont.
Dazwischen das satte Grün der Oasenplantagen und
freundliche Menschen, die ihre Traditionen bis
heute pflegen. Keine zwei Autostunden entfernt von
Abu Dhabi und Dubai liegt eine Welt, die den meisten
Touristen in den Emiraten unbekannt ist:
Rub Al Khali, die größte zusammenhängende
Sandwüste der Erde. Sie erstreckt sich von
Abu Dhabi über den Oman bis über große Teile
Saudi-Arabiens. An ihrem nördlichen Rand liegt
die Liwa Oase. Wilfred Thesiger war der erste
Europäer, der sie auf der Durchquerung des
Leeren Viertels 1948 betrat. Seitdem hat sich das
Bild der Oase stetig verändert und weiterentwickelt.
Der Autor traf auf seiner Reise gastfreundliche
Stadt-Beduinen, die Traditionen ihrer Väter auf
ganz eigene Weise pflegen und Kamelzüchter,
die Millionenwerte auf die Rennbahn schicken.
Wie sah das Leben im Emirat vor dem Erdöl aus?
Warum werden Kamele mit Safranpaste
eingeschmiert? Gibt es tatsächlich Einhörner und
Wüstenmäuse in den Weiten des Leeren Viertels?
Warum steigt der Dattelbauer auf die Palme?
Tauchen Sie ein in eine atemberaubende und
Ihnen bisher verborgene Welt.
Seit Anfang der 90er Jahre regelmäßig auf der
Arabischen Halbinsel unterwegs, hat der Autor die
Golfstaaten, den Oman und Jemen besucht.
Seine Reise in die Liwa Oase gibt Einblicke in die
Kultur und Lebensweise der Menschen abseits der
glitzernden Glaspaläste in den Mega-Citys am Golf.

Sven Thiele: Liwa – Die Perle der Wüste, Abu Dhabi Geheimtipp

Erhältlich auf Amazon als Taschenbuch und e-book

Der nackte Tiger

Dörthe Müller

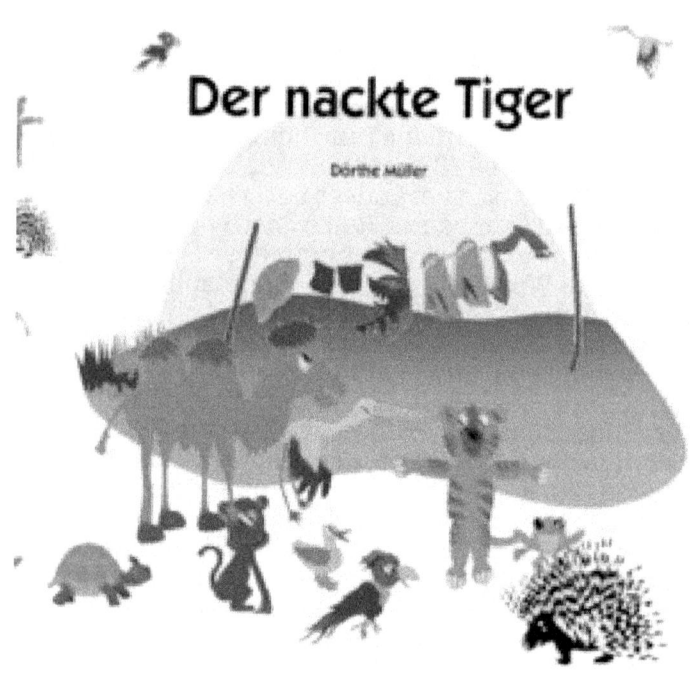

Bücher für Kinder mit Gute Nacht Geschichten, zum Lesen und Malen

Auch kleine Tiger können allein sein und frieren. Und weil diese Situation dem kleinen nackten Tiger nicht gefällt, macht er sich auf den Weg. Dabei findet er einen Freund, der ihm in einer knifflligen Situation zur Seite steht und ihm auf seinem weiteren Weg hilft, neue Freunde zu finden, Entdeckungen zu machen und zu verstehen, was Freundschaft ist.
Kinder lernen mit diesem Buch, was es heißt, trotz Unterschieden Gemeinsamkeiten zu entdecken, proaktiv hilfsbereit zu sein und gleichzeitig sich helfen zu lassen, durch Offenheit gemeinsam Probleme zu lösen und mit anderen freundschaftlich zu teilen, um gemeinsam Freude und Spaß zu haben.
Jeder liebt die geheime Botschaft über Mut, Vertrauen und Zuversicht, was die Autorin so beschreibt: „Ich kann groß werden und lernen. Ich kann mir selbst vertrauen und mit Freunden gemeinsam die Welt entdecken."

Das Buch „Der nackte Tiger" besticht nicht zuletzt durch seine farbenfrohen collageartigen Illustrationen und seine versteckten Botschaften, die die Phantasie der Kinder anregen und lernen lassen. Gleichzeitig macht es den Eltern Spaß, wenn diese ihren Kindern das Buch vorlesen.

Dörthe Müller, Der nackte Tiger

Erhältlich auf Amazon als Taschenbuch und e-book
k

Die kleine Prinzessin,

die nicht einschlafen wollte:

Teil 1: Die Kräuterfee

Constanze von Rothenstein

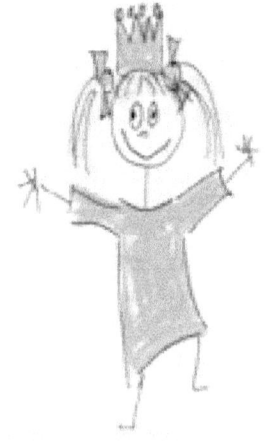

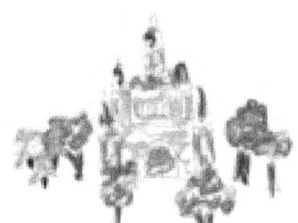

Bücher für Kinder mit Gute Nacht Geschichten, zum Lesen und Malen

Vor langer, langer Zeit lebte eine kleine Prinzessin mit ihren Eltern, der Königin und dem König in einem Schloss hinter vielen Bergen. Die kleine Prinzessin erlebte jeden Tag Abenteuer im Schlosspark. Sie tobt mit ihren Freundinnen herum, klettert im Sommer auf Bäume, beobachtet die Bienen und Hummeln, während sie auf der blühenden Wiese liegt und die Sonne scheint. Im Winter läuft sie Schlittschuh auf tief zugefrorenen Schlossteichen oder lässt sich von ihrem Lieblingspferd auf dem Schlitten durch den Schnee ziehen. Und im Herbst malt sie alles, was sie im Park sieht: Blumen, bunte Bäume, Rehe und Hasen. Auf dem Dachboden findet sie alte Kleider und probiert eins nach dem anderen an.
Bei diesen vielen Abenteuern fällt es der kleinen Prinzessin schwer, am Abend einzuschlafen. Königin und König machen sich Gedanken, wie es wohl weitergehen soll, wenn die Prinzessin in die Schule kommt. Gar nicht auszudenken, würde sie im Unterricht einschlafen und die Königin und der König würden beim Elternabend deswegen Probleme bekommen. Eine Lösung muss her. Und wie die aussieht, ob sie funktioniert und was die kleine Prinzessin noch alles erlebt, erfahrt Ihr im ersten Teil der Geschichte.

Constanze von Raithenfeldt

Die kleine Prinzessin, die nicht einschlafen wollte
Teil 1: Die Kräuterfee
Teil 2: Das Schnarchorchester

Erhältlich auf Amazon als Taschenbuch und e-book

k

www.ingramcontent.com/pod-product-compliance
Lightning Source LLC
Chambersburg PA
CBHW050248220526
45465CB00002B/592